Ayuno Intermitente

El Ayuno Intermitente 16/8 Para Principiantes

Plan De Acción - Protocolo Para La Pérdida De

Peso Para Hombres Y Mujeres

Por Logan Thomas

I0145834

EFFINGO
Publishing

Para más libros, visite:

EffingoPublishing.com

Descargue otro libro gratis

Queremos agradecerle la compra de este libro y ofrecerle otro libro, "Errores en la salud y el acondicionamiento físico que no sabe que está cometiendo", completamente gratis.

Visite el siguiente enlace para inscribirse y recibirlo:

www.effingopublishing.com/gift

En este libro, desglosaremos los errores más comunes en materia de salud y acondicionamiento físico que probablemente esté cometiendo en este momento, y revelaremos cómo puede ponerse rápidamente en la mejor forma de su vida.

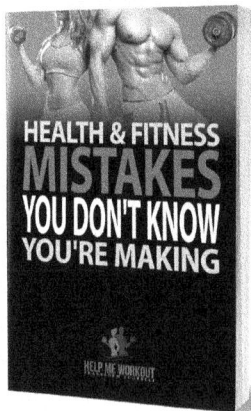

Además de este valioso regalo, también tendrá la oportunidad de obtener nuestros nuevos libros de forma gratuita, participar en sorteos y recibir otros correos electrónicos útiles de nuestra parte. Una vez más, visite el enlace para registrarse:

www.effingopublishing.com/gift

TABLA DE CONTENIDO

INTRODUCCIÓN

Este libro reúne la información necesaria sobre el ayuno intermitente 16:8, un enfoque alternativo de la nutrición que en los últimos años se ha hecho muy famoso.

Este libro no pretende sustituir el consejo médico, por lo que es mejor consultarlo antes de iniciar cualquier tipo de dieta.

Además, antes de empezar, le recomiendo que se inscriba en nuestro boletín de noticias por correo electrónico para recibir actualizaciones sobre cualquier nuevo lanzamiento de libros o promociones. Puede inscribirse gratuitamente y, como bono, recibirá un regalo; nuestro *libro* "Errores en la *salud y el acondicionamiento físico que no sabe que está cometiendo".* Este libro ha sido escrito para desmitificar, exponer lo que se debe y no se debe hacer y finalmente equiparlo con la información que necesita para estar en la mejor forma de su vida. Debido a la abrumadora cantidad de desinformación y mentiras que dicen las revistas y los autoproclamados "gurús", cada vez es más difícil obtener información confiable para ponerse en forma. A diferencia de tener que pasar por docenas de fuentes tendenciosas, poco fiables y no confiables para obtener su información sobre salud y acondicionamiento físico. Todo lo que necesita para ayudarle se ha desglosado en este libro para que pueda seguirlo fácilmente y obtener resultados inmediatos para alcanzar sus objetivos de fitness deseados en el menor tiempo posible.

Una vez más, para unirse a nuestro boletín electrónico gratuito y recibir una copia gratuita de este valioso libro, por favor visite el enlace y regístrese ahora:

www.effingopublishing.com/gift.

Según la definición de la Organización Mundial de la Salud, la salud es "un estado de completo bienestar físico, mental y social, y no solamente la ausencia de enfermedades o dolencias".

El mantenimiento de la salud depende en gran medida de la nutrición humana.

Entendemos la diferencia entre ALIMENTACIÓN y NUTRICIÓN.

La ALIMENTACIÓN es una elección voluntaria, una elección que hacemos sobre la comida que queremos comer, y que está dictada por la vista, el gusto, el olfato o incluso el pensamiento.

La NUTRICIÓN es el nutriente en el alimento que elijo comer.

Si se elige una pizza, desde el momento en que pasa por el esófago, el cuerpo utiliza los nutrientes necesarios eliminando los residuos.

Por lo tanto, la dieta es voluntaria mientras que la alimentación es involuntaria, depende de usted decidir lo que quiere comer. A pesar de ello, una vez ingerido, ya no tiene el poder de determinar si asimilar o no la grasa en lugar de los azúcares contenidos en ese alimento.

Hoy en día, la lectura de las etiquetas de los productos envasados que compramos debería ser una prioridad, pero lamentablemente, a menudo nos engañan la publicidad y la propia apariencia de los alimentos. A menudo, incluso en los productos saludables, hay azúcares ocultos, conservantes y grasas trans, que son perjudiciales para nuestro cuerpo. Sólo tenemos que mirar el envase de cualquier producto para descubrir que el azúcar es uno de los cuatro primeros ingredientes. Los ingredientes en el paquete se enumeran en orden ascendente de cantidad. Como resultado, los yogures y las galletas se convierten en alimentos peligrosos para la figura.

Imagine, por ejemplo, querer desayunar con yogur y galletas con un poco de mermelada. No nos damos cuenta, pero si tanto el yogur como las galletas contienen azúcares, nuestro cuerpo sólo producirá insulina para reducir el nivel máximo de azúcar en la sangre que se ha producido. ¿Consecuencias? Fatiga, hinchazón, hambre dentro de una hora de consumo. En detalle, ¿en qué alimentos se pueden encontrar ingredientes malos? En primer lugar, como se ha mencionado, en las galletas también de marcas conocidas, yogur, zumo, caja de pan, muesli, copos de maíz, barras, salsas como la de ketchup, pero la lista podría continuar indefinidamente. ¿Cómo se puede remediar esto? Compre conscientemente, compre alimentos mayormente naturales.

¿Por qué engordamos?

Sin embargo, el tipo más común de obesidad se define como primitiva o esencial, en la que la acumulación de tejido graso es consecuencia de un balance energético positivo. El cuerpo convierte el exceso de energía resultante del desequilibrio entre demasiadas calorías introducidas a través de la dieta y muy pocas calorías consumidas en las actividades diarias en grasa, que luego se almacena en las células de grasa con el consiguiente aumento de peso corporal. En la mayoría de los casos, la causa de este desequilibrio energético se debe a los malos hábitos alimenticios y a la reducción de la actividad física.

Los países más afectados por la obesidad y el sobrepeso son los países industrializados en comparación con los países en vías de desarrollo, y las principales causas deben atribuirse tanto al aumento del consumo de alimentos muy densos como a los altos niveles de azúcares simples y grasas saturadas (que la industria propone y anuncia como "genuinos e inofensivos"). Tanto el aumento de la inactividad física como la pereza, que es la causa de lo que el médico francés Louis-Ferdinand Céline llamó "epidemias de enfermedades por derecho propio".

Las dietas para bajar de peso se basan generalmente en una dieta baja en calorías que tiene como objetivo reducir la ingesta calórica de los alimentos favoreciendo los alimentos menos ricos en nutrientes calóricos como las grasas y los carbohidratos. Hay una regla básica que debe seguir si está tratando de perder peso: si quiere perder peso, debe comer menos calorías de las que quema. Si quiere ir más allá, necesita comer más. Esto es cierto en términos cuantitativos pero no cualitativos: para un mismo peso, la composición de su cuerpo (porcentaje de músculo y grasa a entender) puede ser diferente, y esto depende de la calidad de los alimentos y de la subdivisión en macronutrientes (proteínas, carbohidratos y grasas).

Por ejemplo, las necesidades dietéticas del deportista o de quienes realizan habitualmente una actividad motriz deben tener en cuenta las de consumo durante el entrenamiento (y por lo tanto también los hábitos diarios del individuo) y durante la competición (raciones de alimentos antes o durante la carrera).

Según Martin Berkhan, creador del protocolo Lean Gains, durante el período de nuestro ayuno, no podemos comer nada que añada calorías a nuestro cuerpo, pero eso no significa que no podamos tomar nada. Según Berkhan, podemos tomar café (preferiblemente negro o con un poco de leche), edulcorantes sin calorías, chicles sin azúcar o refrescos dietéticos (aunque tengo cuidado con los refrescos dietéticos).

Además, durante este período, podemos beber infusiones (hay innumerables sabores y aromas) que nos harán menos pesados ya que bebemos agua todo el tiempo.

¿Por qué fallan las dietas?

Cuando se emprende el camino hacia la pérdida de peso, la motivación suele ser muy alta. La esperanza es perder peso rápidamente, continuamente, y luego volver al ritmo de su vida anterior. Sin embargo, las dietas a menudo requieren sacrificios económicos (inspección y compra de alimentos), de tiempo (preparación de alimentos) y personales (menú) que, en muchos casos, las personas no están dispuestas a hacer durante períodos de tiempo muy largos.

Muchas personas con sobrepeso tienden a confundir el hambre con el deseo de comer, tienen una baja tolerancia al hambre y a los antojos, disfrutan de la sensación de saciedad y no son conscientes de la cantidad de alimentos que comen. Se consuelan con la comida, se sienten desesperados cuando aumentan de peso, piensan que el mundo es injusto porque otras personas comen sin aumentar de peso y dejan de hacer dieta después del primer período de pérdida de peso.

Desde un punto de vista práctico, cuando nos privamos de comida, quizás porque estamos en una dieta baja en calorías, nuestro cerebro aumenta la sensación de recompensa, lo que aumenta nuestro deseo de comer. Pero eso no es todo, porque este mecanismo también es evidente con productos de alto contenido calórico como el helado de chocolate o las patatas fritas. Esto lo habremos experimentado en nuestra piel: difícilmente querremos un plato de ensalada, pero es más fácil que una buena carbonara.

Un hecho importante a tener en cuenta es que nuestra grasa no está determinada por la genética o al nacer, se vuelve más gorda cuando somos jóvenes. Una nutrición excesiva durante la infancia aumenta el "punto de grasa" y entonces marcará nuestro crecimiento. Esta mancha de grasa puede permanecer inactiva durante años en la montaña y luego despertarse por diversas razones (menopausia, estrés, cambios hormonales, etc.), dando lugar a la obesidad adulta o tardía. Por eso, los niños deben alimentarse adecuadamente para evitar cargar con estos kilos de más, incluso cuando sean adultos.

Dieta y ejercicio: ¿qué es lo más importante?

Sin embargo, lo correcto sería mezclar los dos aspectos (ejercicio + dieta adecuada), lo cual, según la ciencia, es muy poco probable que resulte en una pérdida de peso sólo por el ejercicio. Muchos estudios afirman que la pérdida de peso es estimulada por lo que entra en nuestro cuerpo en lugar de por lo que sudamos. Esto se debe en parte a la forma en que funciona nuestro cuerpo: la mayor parte de la energía que gastamos - alrededor del 60-80% - es lo que necesitamos para sobrevivir, lo que comúnmente llamamos nuestra tasa metabólica basal. Alrededor del 10% de nuestra energía se utiliza para digerir los alimentos. Por lo tanto, la actividad, incluyendo el ejercicio formal, sólo puede representar entre el 10 y el 30% del gasto energético.

Desafortunadamente, algunos aspectos psicológicos no deben ser subestimados como por ejemplo cuando hacemos ejercicio y se activa el mecanismo de sobrecompensación. En otras palabras, podríamos estar tentados a recompensarnos por un buen entrenamiento con un plato extra. O el ejercicio puede hacernos sentir más hambrientos, con tendencia a comer más. Está bastante claro que cada una de estas cosas puede anular fácilmente los beneficios de la pérdida de peso que hemos podido lograr a través del ejercicio.

Esto no significa que debamos renunciar al entrenamiento. Como sabemos, el ejercicio es genial para el cuerpo y la mente y nos ofrece una amplia gama de beneficios para la salud.

Los beneficios del deporte sobre el cuerpo y la mente

Como sabemos, el deporte es esencial para mantenerse en forma y vivir bien. El deporte ayuda a perder peso. También es útil para la mente.

Las últimas recomendaciones de los Estados Unidos y el Reino Unido sugieren períodos regulares de actividad física de intensidad moderada. Este tipo de movimiento, como la caminata rápida, se considera factible para un porcentaje mucho más alto de la población porque se puede integrar razonablemente en las rutinas diarias y requiere menos esfuerzo físico.

Dependiendo del tipo e intensidad, el

movimiento mejora varios factores de salud y condición física.

Por ejemplo, un paseo tranquilo a la hora de la comida, aunque no sea lo suficientemente intenso como para mejorar la circulación, puede ser un descanso saludable del trabajo, mejorar el estado de ánimo y reducir el estrés, contribuyendo también al control del peso. Para aquellos que no les gusta o no hacen ejercicios programados, también puede ser útil evitar o reducir las actividades sedentarias, como ver la televisión. Sin embargo, para lograr el máximo beneficio para todas las partes del cuerpo, también son necesarios ejercicios específicos de fortalecimiento y estiramiento, particularmente cruciales para las personas mayores.

El deporte le hace perder peso. Seguir una dieta adecuada no es suficiente para perder peso y recuperar una condición física satisfactoria. Es necesario combinar una dieta saludable con ejercicio constante.

Reduce el riesgo de obesidad, especialmente en los niños. Mejora la actividad cardiovascular, que implica el funcionamiento del corazón y el transporte de la sangre y la consiguiente oxigenación del tejido muscular y cerebral, es adecuado para el tejido muscular, haciéndolo más fuerte, elástico y oxigenado, reduce la presión arterial y mejora el metabolismo. El ejercicio es la mejor manera de acelerar el metabolismo y aumentar el consumo de energía. Las razones son diferentes. Sea cual sea la actividad, hazla tú: El entrenamiento HIIT, el entrenamiento con pesas, el entrenamiento cardiovascular o cualquier otro deporte, a través del movimiento, consume muchas calorías. Pero eso no es todo.

Las formas de entrenamiento de alta intensidad maximizan la frecuencia cardíaca; el cuerpo necesita mucho más tiempo para restablecer la frecuencia cardíaca a sus valores de reposo. Por otro lado, quema aún más calorías que los deportes de resistencia de intensidad moderada. Este fenómeno se denomina efecto de post-combustión y es estimulado en particular por el entrenamiento con pesas y el entrenamiento a intervalos durante el entrenamiento de resistencia.

La actividad física regular puede tener un efecto beneficioso sobre los trastornos y enfermedades que afectan a los músculos y huesos (como la osteoartritis, el dolor de espalda y la osteoporosis). Los ejercicios de entrenamiento fortalecen los músculos, tendones y ligamentos y mejoran la densidad ósea. La evidencia muestra que los programas de actividad física dirigidos a fortalecer los músculos ayudan a los adultos mayores a mantener el equilibrio, lo que resulta en menos caídas.

Varios estudios específicos han demostrado que la actividad física puede reducir la depresión clínica y puede ser tan efectiva como los tratamientos tradicionales como la psicoterapia. La actividad física regular durante varios años también puede reducir el riesgo de recurrencia de la depresión. Se ha demostrado que el movimiento mejora el bienestar de las personas sin trastornos mentales. Numerosos estudios han documentado mejoras en el bienestar, el estado de ánimo, las emociones y la autopercepción en términos de apariencia física, autoestima y apreciación del cuerpo. Además, la actividad esporádica y los programas de entrenamiento reducen la ansiedad, mejoran la respuesta al estrés y mejoran la calidad y duración del sueño.

También se ha demostrado que el ejercicio mejora diversos aspectos de la función mental, como la capacidad de tomar decisiones, la capacidad de planificación y la memoria a corto plazo.

La actividad física parece ser particularmente saludable en los adultos mayores, ya que puede ayudar a reducir el riesgo de demencia y la aparición de la enfermedad de Alzheimer.

En general, el deporte cambia la estructura y la función del cerebro. Los estudios sobre conejillos de indias y personas han demostrado que la actividad física generalmente aumenta el tamaño del cerebro y puede reducir el número y las consecuencias de los problemas relacionados con la edad en la materia gris y blanca del cerebro. El deporte también aumenta la neurogénesis del adulto, la formación de nuevas neuronas en un cerebro ya maduro.

¿Qué es el ayuno intermitente y cómo funciona?

Hoy en día, la comida casi siempre está disponible, de forma rápida y barata. La tentación siempre está ahí. Sin embargo, si nuestro cuerpo se alimenta continuamente, no necesita agotar sus reservas. Como resultado, el exceso de calorías se convierte en depósitos de grasa y nuestro peso aumenta. Durante el ayuno intermitente, el cuerpo se ve obligado a utilizar sus reservas durante un cierto período de tiempo. Esta es la ventaja del ayuno intermitente. Porque una cosa es cierta: nuestro cuerpo no necesita comer todo el tiempo. Tres comidas principales y, si es necesario, dos bocadillos suelen ser suficientes.

El ayuno intermitente es una nueva forma de perder peso rápida y fácilmente. Es común entre los atletas y se considera una buena idea para la pérdida de peso y la quema de grasa. El ayuno intermitente es una estrategia que también se aplica en el campo del fitness y el culturismo, tanto en la fase de adelgazamiento como en la de culturismo. Los defensores del ayuno intermitente creen que al crear una ventana de tiempo específica durante la cual no toman alimentos, pueden afectar significativamente el equilibrio energético general y también el metabolismo de varias hormonas. Parece que cuando usted ayuna, logra la llamada calma de insulina (recuerde que la insulina, la hormona anabólica por excelencia, es responsable del metabolismo de los lípidos), estimula la producción de testosterona y somatotropina (una hormona que aumenta la hipertrofia y reduce los depósitos de grasa).

Uno de los principios que inspiran el ayuno intermitente probablemente se remonta a los orígenes de la naturaleza humana: los antiguos cazadores y agricultores podían pasar días sin encontrar comida, pero eran capaces de encontrar y utilizar la energía para seguir buscándola. Sobre la base de este hallazgo, se han probado y certificado varios métodos de ayuno.

Además de estar arraigado en la prehistoria, donde se practicaba por razones instintivas y ambientales, el ayuno estaba muy difundido entre las diferentes religiones para animar el alma y el espíritu hacia la pureza y la verdad.

Incluso diferentes filósofos (Platón, Sócrates, Plinio el Viejo y Plutarco, por nombrar algunos) experimentaron directamente el ayuno para estimular la inteligencia y aclarar ideas: Estimular la liberación de catecolaminas como la adrenalina y la noradrenalina durante las horas de ayuno mejora la atención y la concentración.

Los estudios científicos demuestran que la restricción de calorías promueve la pérdida de peso mientras se mantiene la masa corporal magra. El ayuno intermitente asegura que su cuerpo no utilice el azúcar como su principal fuente de energía. A pesar de ello, las grasas también reducen el deseo de azúcar: cuando su cuerpo no necesita el azúcar como fuente primaria de energía, tiene menos hambre que cuando sus reservas de azúcar se agotan rápidamente.

Uno de los peores efectos secundarios de la dieta es que el cuerpo tiende a quemar tanto músculo como grasa. Es interesante que algunos estudios muestran que el ayuno intermitente puede ayudar a mantener la musculatura y maximizar la pérdida de grasa corporal. En un estudio, la restricción calórica intermitente dio lugar a la pérdida de peso, al igual que la restricción calórica continua, pero con una reducción mucho menor de la masa muscular.

El ayuno intermitente 16:8 y ha sido probado en personas obesas, en particular, 23 con una edad media de 45 años y un índice de masa corporal medio de 35 (teniendo en cuenta que 30 es el umbral a partir del cual, para la OMS, se habla de obesidad).

El estudio continuó durante 12 semanas, durante las cuales los voluntarios comieron sólo lo que querían durante 10 a 18 años. A pesar de ello, tuvieron que ayunar durante las 16 horas restantes, bebiendo sólo agua o bebidas no calóricas. Los investigadores encontraron que las personas obesas que siguieron la dieta intermitente de 16:8 consumieron menos calorías, perdieron peso y vieron mejorar su presión arterial.

Después de aproximadamente 12 horas de ayuno (el tiempo varía ligeramente de una persona a otra), el cuerpo habrá agotado la glucosa en la sangre y la habrá almacenado como glucógeno en el hígado y los músculos. Con la falta de energía, nuestro cuerpo se verá obligado a quemar grasa para satisfacer todas sus necesidades.

También es un tipo de dieta que promueve la eliminación de toxinas y diversas sustancias nocivas que generalmente se pueden acumular en varias comidas, permitiendo una purificación más natural del cuerpo.

Al trabajar con células inmunes humanas y de ratones, los investigadores han demostrado que el ayuno intermitente reduce la liberación de células proinflamatorias llamadas "monocitos" en el torrente sanguíneo. Investigaciones posteriores han revelado que durante los períodos de ayuno, estas células se vuelven "latentes" y son menos inflamatorias que los monocitos que se encuentran en los que han comido en su lugar: "Los monocitos son células inmunes altamente inflamatorias que pueden causar graves daños a los tejidos y ha habido un aumento en su circulación en la sangre debido a los hábitos alimenticios que los humanos han adquirido en los últimos siglos ... El ayuno puede ser la respuesta al problema.

El ayuno intermitente no es una verdadera dieta, sino un programa de alimentación que consiste en comer más o menos alternativamente un día de la semana.

En resumen, el principio esencial del ayuno intermitente es crear un espacio, un periodo de ayuno cuya duración puede afectar al total de calorías ingeridas y, por tanto, al metabolismo hormonal.

Los diferentes tipos de ayuno intermitente

Hay muchos tipos de ayuno intermitente:

-5:2, dos días a la semana debe reducir su ingesta calórica a un máximo de 500\600 calorías. Durante estos dos días, no deben ser consecutivos y durante el resto de los días puedes comer lo que quieras.

-6:1, es similar a 5:2, pero en este caso usted debe reducir su ingesta calórica por un día solamente. Así es como funciona: Para el desayuno puedes comer dos nueces, yogur, kéfir y té. En el almuerzo, un poco de caldo y verduras cocidas para terminar con una cena ligera de verduras sin harina. El resto de la semana se sigue una dieta mediterránea, compuesta principalmente de verduras.

Día libre: elija un día a la semana de restricción calórica en el que sólo se puedan consumir verduras, alimentos bajos en grasas (frutos secos, aceite de oliva virgen extra), alimentos probióticos y fibra.

-Coma, deje de comer, está en ayunas durante 24 horas, uno o dos días a la semana alternativamente, y el resto de los días puede comer. Durante las horas de ayuno se permite consumir agua y algunas verduras, mientras que durante las 48 horas de regreso sería aconsejable seguir una dieta equilibrada, preferiblemente con una baja carga glucémica;

-El ayuno intermitente de la dieta del guerrero: su día debe organizarse en 20 horas de ayuno (durante las cuales se permiten pocas frutas y verduras crudas) y luego 4 horas, que deben coincidir con la cena, en las que puedes comer hasta saciarte.

-16:8, también llamado "ganancias magras", este plan divide el día en dos partes: 8 horas de comida y 16 horas de ayuno.

-El método 14:10 es similar al método 16:8, pero incluye un ayuno de 14 horas y una comida de 10 horas. Es un poco más fácil de aplicar, pero puede ser menos efectivo para la pérdida de peso.

Debido a que el período de ayuno es corto y sigue más o menos los hábitos alimenticios de las personas, puede ser difícil perder peso con este tipo de dieta.

-Pérdida de grasa o siempre, una fusión apasionante de los protocolos antes mencionados, prevé una alternancia de métodos durante varios días de la semana, junto con un entrenamiento preciso para maximizar los resultados, una especie de programa destinado a recomponer el cuerpo.

11 mitos falsos sobre el ayuno intermitente y la frecuencia de la alimentación

1) Saltarse el desayuno engorda

Aunque varios estudios de observación han encontrado vínculos estadísticos entre saltarse el desayuno y el sobrepeso o la obesidad, esto puede deberse a que las personas que se saltan el desayuno pueden estar saliendo de una persona que no es consciente de la comida. Este tema fue abordado recientemente en un ensayo controlado aleatorio. Este estudio, publicado en 2014, comparó a los saltadores del desayuno con los saltadores de un grupo de

283 adultos con sobrepeso y obesos. Después de un período de estudio de 16 semanas, no hubo diferencia de peso entre los dos grupos.

2) Las comidas a menudo desencadenan y aceleran el metabolismo

Muchas personas piensan que comer más comidas durante el día aumenta la tasa metabólica, por lo que el cuerpo quema más calorías totales. Comer seis comidas de 500 calorías tiene el mismo efecto que comer tres comidas de 1000 calorías. Con un efecto térmico promedio del 10%, es de 300 calorías en ambos casos.

Esto está respaldado por numerosos estudios de nutrición humana, que muestran que el aumento o la disminución de la frecuencia de las comidas no afecta a la cantidad total de calorías quemadas.

3) *Comer a menudo ayuda a reducir el hambre*

Algunas personas creen que comer y picar entre comidas ayuda a reducir y controlar el hambre excesiva. Mientras que algunos estudios sugieren que las comidas más frecuentes conducen a una reducción del apetito, otros estudios no han encontrado ningún efecto significativo, y algunos incluso han mostrado un aumento de los niveles de hambre. En cualquier caso, no hay evidencia de que comer

más a menudo o con más frecuencia reduzca el

apetito.

4) *Comer comidas más pequeñas ayuda a perder peso.*

Las comidas frecuentes no estimulan el metabolismo (aumento de las calorías quemadas).

Tampoco parecen reducir la sensación de hambre (se introduce la reducción de calorías).

Este argumento está respaldado por la ciencia.

La mayoría de los estudios muestran que las comidas frecuentes no afectan la pérdida de peso.

Por ejemplo, un estudio de 16 hombres y mujeres obesos no encontró ninguna diferencia en el peso, la pérdida de peso o el apetito en comparación con 3 y 6 comidas al día.

5) *El cerebro necesita un suministro constante de glucosa.*

Algunas personas piensan que si no come carbohidratos cada cinco horas, su cerebro no será más eficiente.

Este concepto se basa en la idea de que el cerebro sólo puede utilizar la glucosa (azúcar en la sangre) como combustible.

Sin embargo, a menudo se olvida que el cuerpo puede producir rápidamente la glucosa que necesita a través de un proceso llamado glucogénesis. Incluso durante un largo período de ayuno, deficiencia o una dieta muy baja en carbohidratos, el cuerpo puede producir cetonas y alimentar el cerebro con las grasas introducidas en la dieta. Durante un ayuno prolongado, el cerebro puede ser apoyado fácilmente usando las cetonas del cuerpo y la glucosa obtenida de las proteínas y las grasas.

6) *Comer a menudo y comer entre comidas es bueno para la salud.*

No es natural que el cuerpo esté siempre en estado de nutrición.

En el curso de la evolución, hemos tenido que enfrentarnos a períodos de hambruna de vez en cuando.

Hay pruebas de que el ayuno a corto plazo induce un proceso de reparación celular llamado autofagia, en el que las células utilizan proteínas viejas y ya no funcionales para extraer energía. Por ejemplo, un estudio ha demostrado que, combinado con una alta ingesta calórica, una dieta de comidas más frecuentes provoca un aumento de la grasa del hígado, lo que indica que los refrigerios pueden aumentar las posibilidades de tener un hígado graso.

7) *El cuerpo puede utilizar una cierta cantidad de proteína por comida.*

Algunos dicen que sólo podemos digerir 30 gramos de proteína por comida y que debemos comer cada 2-3 horas para maximizar el crecimiento muscular.

Este concepto no está respaldado científicamente. Los estudios no muestran ninguna diferencia en la masa muscular si usted come proteína con frecuencia.

8) *El ayuno lleva al cuerpo a un "modo de escasez".*

Un argumento dominante contra el ayuno intermitente es que puede llevar al cuerpo a un estado de "escasez y hambre".

De acuerdo con estas creencias, el no comer hace que su cuerpo "piense" que tiene hambre, por lo que bloquea su metabolismo y comienza a quemar menos grasa.

La pérdida de peso a largo plazo puede realmente reducir el número de calorías que usted quema. Este es el verdadero "modo pobre" (el término técnico es termogénesis adaptativa). Un estudio mostró que la alternancia de días de ayuno durante 22 días no ralentizó el metabolismo, pero los participantes perdieron el 4% de su masa grasa, lo cual es impresionante para un período tan corto de tiempo.

9) *El ayuno intermitente hace perder músculos.*

Algunas personas piensan que cuando tenemos hambre, nuestros cuerpos empiezan a quemar músculos y los usan para obtener energía.

Esto sucede con la comida en general, pero no hay evidencia de que suceda más con el ayuno intermitente que con otros métodos.

Algunos estudios sugieren que el ayuno intermitente es excelente para mantener la masa muscular.

En un estudio, la restricción calórica intermitente resultó en una pérdida de calorías similar a la de la restricción calórica continua, pero con una menor reducción de la masa muscular. El ayuno intermitente también es popular entre los culturistas, que lo ven como una forma efectiva de mantener el músculo con un bajo porcentaje de grasa corporal.

10) *El ayuno intermitente es perjudicial para la salud.*

Algunas personas piensan que el ayuno puede ser perjudicial, pero nada más lejos de la realidad.

Numerosos estudios demuestran que el ayuno intermitente y la limitación de calorías a intervalos regulares pueden tener increíbles beneficios para la salud, pero hablaremos de eso más adelante.

11) *El ayuno intermitente hace que usted coma más durante los períodos en los que no está ayunando.*

Algunos dicen que el ayuno intermitente no causa pérdida de peso porque hace que usted coma más entre comidas.

Eso es en parte cierto. Después de ayunar, las personas tienden automáticamente a comer un poco más que cuando no han ayunado. Esto es en parte cierto. Después de ayunar, las personas tienden automáticamente a comer un poco más que cuando no ayunaban. El ayuno intermitente reduce la ingesta total de alimentos y estimula el metabolismo. También reduce los niveles de insulina, aumentando la norepinefrina 5 veces y estimulando la hormona del crecimiento. Debido a estos factores, el ayuno intermitente resulta en la pérdida de grasa, no en la ganancia.

Enfoque en el ayuno intermitente 16\8

A lo largo de nuestras vidas, se nos dice que saltarse las comidas no es bueno para la salud y que tenemos que servir cinco comidas, casi religiosamente. Sin embargo, en los últimos años, el protocolo de dieta basado en el ayuno intermitente se ha puesto muy de moda y cada vez más personas lo siguen.

El "ayuno" es la abstención total o parcial de alimentos y bebidas durante un cierto período de tiempo.

"Intermitente" significa que el ayuno se interrumpe y se controla periódicamente; por lo tanto, el ayuno intermitente es un modo de alimentación (no una dieta) que alterna períodos de abstinencia total o parcial de alimentos y bebidas con períodos de alimentación normal de forma regular y controlada.

Como se ha escrito anteriormente, el ayuno intermitente 16\8 consiste en comer sólo 8 horas al día y ayunar el resto de las 16 horas. En este caso, debemos considerar que al reducir el tiempo que pasamos comiendo en un día, también reduciremos el número de comidas. Deberías considerar el ayuno durante el desayuno. Sin embargo, se puede desayunar y cenar hasta las ocho de la noche, o también se puede elegir entre las nueve de la mañana y las cinco de la tarde y tomar un desayuno saludable y un almuerzo igualmente sabroso, con algunos bocadillos antes del período de ayuno. Lo ideal es que el período de ayuno coincida, en parte, con las horas que pasamos durmiendo para que usted pueda pasar parte de ese tiempo durmiendo y no sienta la llamada del hambre que puede sentir en los primeros días cuando no está acostumbrado a ella.

Pero si por alguna razón las horas que pasamos durmiendo son pocas, otro consejo es que parte de este ayuno le conviene, por ejemplo, con su día de trabajo para mantenerse ocupado y el tiempo pasa más rápido, y no quiere comer tanto. Si usted tiene un trabajo estresante, el protocolo de ayuno puede no ser una buena idea, porque el estrés es un gran amigo del hambre y la comida, y podemos terminar cometiendo "atrocidades" contra nuestros cuerpos.

Usted puede decidir de acuerdo a sus necesidades. Los alimentos recomendados son frutas, verduras, proteínas magras y granos enteros, mientras que los azúcares refinados, el licor y las salchichas deben ser evitados.

Puedes alternar entre hacerlo un día y 7 días a la semana.

Es importante saber que el ayuno intermitente no prohíbe ningún alimento, pero debe adoptarse como un estilo de vida saludable, por lo que no se puede comer sólo comida chatarra todos los días.

¿Por qué 16 horas de ayuno?

Varios estudios científicos muestran que en general, tendemos a tener hambre a las mismas horas del día, y esto se debe a la liberación de grelina de las células de nuestro estómago. Todo esto está controlado por los ritmos circadianos dictados por los tiempos de nuestras comidas.

Por eso, generalmente tratamos de mantener la regularidad de unas 16 horas para encontrar el compromiso adecuado entre los beneficios y no tener que soportar el estrés y el exceso de hambre.

Sin embargo, el ayuno es una práctica que no debe improvisarse: los riesgos de privar al cuerpo de la energía necesaria pueden tener, por lo general, graves consecuencias. Por eso es una buena idea contactar con un médico y posiblemente cambiar su estilo de vida. El cuerpo debe readaptarse gradualmente para tolerar períodos más largos de abstinencia de alimentos. De lo contrario, se perderán todos los beneficios del ayuno.

Una de las dificultades más importantes que las personas encuentran cuando se acercan por primera vez al ayuno intermitente es el miedo a enfrentarse a períodos de hambre, acostumbrándose a menudo a comer cada 2 o 3 horas. La pregunta que a menudo se escucha cuando se propone un enfoque como el del ayuno es: ¿cómo puedo pasar de 12 a 16 horas sin comer?

Es bueno distinguir entre el hambre límbica y el hambre somática (que proviene del estómago). Lo primero ocurre cuando nos enfrentamos a la comida o cuando pensamos en ella, también puede ocurrir con el estómago lleno y suele ocurrir cuando estamos acostumbrados a comer a una hora determinada. Este tipo de hambre es fácilmente ajustable según los hábitos. Es una falsa "hambre" como si ocurriera 2-3 horas después dc la comida; el cuerpo está todavía en estado de "alimentación", probablemente digiriendo y utilizando los macronutrientes de la última comida. El ayuno intermitente es fácil de hacer. Muchas personas dicen que se sienten mejor y tienen más energía durante el ayuno.

Plan de alimentación para hombres y mujeres

El desayuno suele ser de base líquida y puede tomarse durante las horas de ayuno (de hecho, se salta): el almuerzo alrededor del mediodía, se permite un refrigerio a mitad de la tarde y la cena alrededor de las 7 u 8 de la tarde. Por lo tanto, no es una regla absoluta, pero hay una gran flexibilidad en cuanto a las necesidades. También hay muchos efectos positivos sobre la calidad del sueño y la composición corporal en la ingesta de carbohidratos por la noche, que han sido ampliamente demostrados por la comunidad científica.

Todavía es posible personalizar el horario observando el ayuno de 16 horas.

Hay que distinguir entre el momento del ayuno y el momento en que se permite comer: en el primer caso, cualquier alimento con calorías añadidas hará un esfuerzo, pero se pueden tomar bebidas sin azúcar añadida, como el té, la infusión, el agua o el café.

Ahora podemos analizar un ejemplo de un plan de ayuno intermitente para hombres y mujeres.

Para los hombres

-Desayuno: puede tomar una taza de café o té sin azúcar;

-Almuerzo: un bol de pasta de arroz de cebada (100 gramos) con verduras, añadiendo una cucharada de aceite de oliva y un trozo de fruta.

-Merienda: 15 gramos de nueces, 1 fruta, 70 gramos de arroz, pueden ser pasteles, té o café sin azúcar.

-Cena: carne de pescado (100 gramos, preferiblemente carne blanca), cocida sin grasa. Luego se puede comer un plato de verduras condimentadas con una cucharada de aceite de oliva.

Mujeres

Desayuno: puede tomar una taza de café o té sin azúcar;

-Almuerzo: un bol de pasta de arroz de cebada (80 gramos) con verduras, añadiendo una cucharada de aceite de oliva y un trozo de fruta.

-Merienda: 15 gramos de nueces, 1 fruta, 50 gramos de arroz, pueden ser pasteles, té o café sin azúcar.

-Cena: carne de pescado (100 gramos, preferiblemente carne blanca), cocida sin grasa. Luego se puede comer un plato de verduras condimentadas con una cucharada de aceite de oliva.

Otro ejemplo podría ser :

-Por la mañana: una taza de té verde o café;

-Merienda: fruta con mucha agua (como la sandía)

-Almuerzo: un sándwich de atún o pescado al horno o una piadina con verduras y yogur sin grasa;

-Un bocadillo: un trozo de chocolate negro. Un bocadillo: un trozo de chocolate negro.

-Cena: sopa de lentejas y verduras a la parrilla o pechuga de pollo a la parrilla y pan integral ;

Una excelente tisana drenante INRAN

Hay muchos tés de hierbas que escurren y uno es más sabroso que el otro. Hoy en día, a menudo no hay tiempo para beber mucho durante el día y, por lo tanto, la retención de agua es un problema cada vez más común. El propósito de drenar la infusión de hierbas es precisamente ayudar a purificar el cuerpo, incluso cuando la cantidad de agua ingerida es menor que la necesaria. La retención de agua tiene consecuencias tanto estéticas como sanitarias. La piel es visualmente menos fresca, más seca y más agrietada.

Las infusiones están generalmente compuestas de más sustancias, principalmente porque no todas las infusiones tienen un buen sabor u olor. Las hierbas para infusiones se dividen en tres grupos según su función en la infusión: las hierbas constituyentes son las que tienen el principio benéfico deseado y tienen la acción principal; estos coadyuvantes acompañan el propósito primario deseado de los otros paralelos; las hierbas correctoras sirven más bien para dar a la infusión un sabor y un olor agradables al paladar y al olfato. Una de las plantas más conocidas por su acción drenante (incluso la savia se bebe con este propósito) es el abedul. Cuando se combina con otras sustancias drenantes como la hierba, el palo dorado y la raíz de ononida, obtenemos un té con un efecto drenante intenso.

Las infusiones drenantes tienen muchos efectos beneficiosos, actúan positivamente sobre el sistema linfático y los riñones, previenen los cálculos renales y las enfermedades mencionadas anteriormente. En combinación con los medicamentos de acción diurética, el té drenante también puede actuar facilitando la eliminación de la acumulación excesiva de lípidos, ayudando al cuerpo contra el edema de las piernas, favoreciendo la circulación y la desaparición de la celulitis (por ejemplo, la vid roja y la centella asiática). En cambio, en caso de infección urinaria se recomienda combinarla con gayuba y manzanilla. Está claro que no basta con vaciar el té, sino que es necesario llevar un estilo de vida correcto y contener, por ejemplo, el consumo de sodio.

Hay muchas infusiones de hierbas con propiedades de drenaje. De todos los gustos, cada uno puede encontrar su té favorito bebiéndolo y también queriendo crear mezclas originales; sin embargo, se recomienda no mezclar más de cuatro fuentes. Los medicamentos drenantes son espárragos, abedul, cereza, cola de caballo, fresno, hierba, maíz, ortosifón, ononida espinosa, ortiga, silla de montar, perejil, diente de león y vara de oro. Si usted compra estas sustancias en la fitoterapia, se le garantiza una alta concentración del producto. Por otro lado, en los supermercados es fácil encontrar tés de hierbas que contienen más sustancias, muchas de las cuales, sin embargo, sólo se mencionan con fines comerciales debido a la pequeña cantidad presente en el té.

Para un efecto máximo, el té debe dejarse reposar durante treinta minutos y la taza (o tarro) debe cerrarse con la tapa para que las sustancias volátiles no se dispersen.

Esta es una lista de alimentos que usted podría querer comer:

- **Frutas:** Manzanas, bayas, naranjas, melocotones, peras, pomelos;

- **Verduras:** Brócoli (El brócoli es particularmente rico en glucosinolatos e isotiocianatos. Varios estudios han demostrado su acción antitumoral, especialmente para el cáncer de mama, colon y próstata), coliflor, pepino, verduras de hoja, tomates, calabacín, espinacas, espárragos (contiene glutatión, que puede ayudar a purificar el cuerpo. Es el antioxidante más poderoso y esencial producido por el cuerpo. Lucha contra el envejecimiento a través de dos vías principales: el intestino y el sistema circulatorio. Protege las células, los tejidos y los órganos del cuerpo, manteniéndolo joven).

- **Granos enteros:** Quinua (La quinua no contiene gluten y tiene propiedades nutricionales muy especiales. El alto valor biológico de sus nutrientes hace de la quinua un alimento valioso. Para un mismo peso, la quinua es uno de los cereales - cereales o pseudo-cereales- más ricos en proteínas vegetales: las proteínas de la quinua son biodisponibles debido a la presencia de importantes aminoácidos esenciales, aquellos que son necesarios para el cuerpo humano pero que sólo están disponibles en la dieta. Contiene cantidades adecuadas de ácido linoleico, capaz de contrarrestar y prevenir los daños debidos a una dieta particularmente rica en grasas que dañan las paredes de los vasos sanguíneos, por lo tanto útil contra las enfermedades cardiovasculares, el sobrepeso, la diabetes), el arroz, la avena, la cebada (tiene propiedades antiinflamatorias, especialmente en la vejiga y el intestino. Bastante rico en fibra, ayuda a regular la función intestinal y es particularmente útil en casos de estreñimiento), alforfón;

- **Grasas saludables:** El aceite de oliva, los aguacates (también contiene cantidades significativas de fibra y grasas monoinsaturadas, beneficiosas para combatir la diabetes y defender el corazón. El aguacate equilibra muy rápidamente el nivel de colesterol "malo" (colesterol LDL) en la sangre, gracias a sus grasas vegetales que reducen el tiempo de permanencia del colesterol en la sangre: esto beneficia a todo el sistema cardiovascular, especialmente en lo que respecta al equilibrio de la presión arterial. Una fuente inagotable de vitaminas A (útil para la vista), B1 (antineurótico), B2 (para el crecimiento y el bienestar), y también D, E, K, H, PP. Su consumo está especialmente indicado para los niños y para aquellos que siguen una dieta vegetariana. Tiene propiedades aromáticas y digestivas y ayuda a combatir la disentería, siendo un excelente astringente) y el aceite de coco (siendo un aliado esencial para aquellos que quieren perder peso: un estudio del 2009 demostró que el consumo entre las mujeres de 30 ml (3 cucharadas) de aceite de coco por día durante 12 semanas no sólo no causa aumento de peso sino que también lleva a una reducción de la grasa abdominal o visceral, un tipo de grasa que es peligrosa y difícil de perder, contribuyendo a mayores problemas de corazón) ;

- **Proteína:** Carne, aves, pescado, legumbres, huevos (Los huevos son una fuente esencial de proteínas y micronutrientes, ayudan a regular la ingesta de grasas y carbohidratos y, según muchos médicos, contribuyen a la salud de los ojos, el corazón y los vasos sanguíneos. Además, contienen vitamina A, riboflavina, ácido fólico (esencial durante el embarazo), vitaminas B6 y 12, colina, hierro, calcio, fósforo y potasio. En particular, el amarillo contiene lecitina, que favorece el transporte del colesterol desde las arterias hasta el hígado, reforzando así la acción del colesterol "bueno"), frutos secos (El consumo diario de una pequeña porción de frutos secos como cacahuetes, almendras, nueces, avellanas, piñones, pistachos o anacardos puede ser muy útil ya que son una fuente de nutrientes esenciales para la dieta diaria. Las altas concentraciones de proteínas (hasta el 20%), minerales, ácidos grasos y aminoácidos los hacen insustituibles. El consumo regular debe ser de unos 10 gramos para los que están a dieta y de unos 20 gramos para los que no lo están), semillas como el lino (rico en Omega 3, Omega 6 y Omega 9; también contienen excelentes antioxidantes y fibra.

Se recomienda tomar las semillas de lino después de molerlas y dejarlas macerar en un líquido, para disfrutar plenamente de los beneficios de este gel vegetal. Son útiles para mantener el colon sano, reducir el riesgo de apoplejía y de ataque cardíaco y son antiinflamatorios).

- **Las semillas de calabaza** (una excelente fuente de magnesio, proteína vegetal digerible, vitaminas B, omega-3, zinc y hierro; son ideales para los hombres porque protegen contra los trastornos relacionados con la próstata. También son valiosos para mantener el ánimo en los días difíciles y asegurar un buen sueño nocturno. Excelentes para las dietas, se consumen crudos, en batidos, en panecillos vegetarianos, pero también como salsa básica para pastas o ravioles. Son una buena fuente de proteínas, gracias al triptófano, un aminoácido precursor de la serotonina).

Fruta fresca: ¿Grasa?

La fruta fresca es una categoría de alimentos de baja energía pero muy nutritiva, lo que significa que es baja en calorías pero rica en nutrientes valiosos como vitaminas, minerales y fibra.

Considere que las manzanas contienen mucha agua. Así que empecemos bien. Si a continuación añadimos fibra, calorías y diversas proteínas, como la pectina, que estimula el peristaltismo intestinal, hemos encontrado un nuevo amigo que nos ayudará a alcanzar nuestro objetivo. También recordamos el contenido de vitaminas y antioxidantes.

Las moras son frutos espontáneos que nacen y crecen en las zarzas, conocidas por sus espinas. Contienen mucha agua y pocas calorías, lo que las hace excelentes para la pérdida de peso. También combaten el estreñimiento y el agotamiento, promueven la diuresis, reparan los daños en las paredes de los vasos sanguíneos y retrasan la aparición de enfermedades neurodegenerativas como la enfermedad de Parkinson.

La fruta de otoño para hacer una carga de vitaminas

Sabemos que el otoño trae los primeros males. La lluvia y el viento empiezan a golpear las puertas, y es fácil enfermarse. Sin embargo, hay una manera de ayudar al cuerpo a combatir esta influencia a través de la nutrición. Las frutas y verduras pueden ayudar a fortalecer el sistema inmunológico, por ejemplo. En mi artículo, por lo tanto, presto especial atención a las frutas de otoño.

- Las "naranjas ricas en vitaminas" ayudan a promover la salud del corazón, a prevenir tumores y cálculos renales, a prevenir la anemia ayudando a aumentar la absorción de hierro, son una panacea para la piel y fortalecen el sistema inmunológico. Rico en fibra. Y los sabrosos se clasifican como las frutas de otoño favoritas.

-Los perones son muy dulces y por lo tanto tienen una función energética, purificando el cuerpo y son ricos en antioxidantes. Su pulpa se utiliza para crear máscaras de belleza.

- La mandarina es una fruta dulce y es rica en vitamina C, fibra y caroteno. La cáscara de mandarina es rica en limonada, una sustancia antioxidante. Además, el aceite esencial de mandarina se obtiene de la piel y se utiliza, por ejemplo, contra la celulitis. En términos de nutrientes, la mandarina es muy rica en vitamina C pero también contiene vitaminas B, vitamina A, vitamina P, ácido fólico y varios minerales, incluyendo magnesio, potasio, calcio y hierro. La mandarina también contiene bromo, una sustancia que promueve el sueño y la relajación. Es fácilmente digerible y, al ser rico en fibra, contribuye al buen funcionamiento del intestino. Es un aliado útil en la prevención de enfermedades escalofriantes y ayuda a proteger los capilares y los huesos.

-Las manzanas están compuestas principalmente de fibras y sales minerales, son la fruta dietética por excelencia y tienen un efecto drenante. ¿Una manzana al día mantiene al doctor alejado? Por supuesto que sí.

La manzana se considera una medicina natural, un remedio para muchos problemas. En primer lugar, hay que decir que esta fruta contiene muy pocas proteínas y casi no tiene grasas (100 gramos de manzana corresponden a unas 40 calorías, 10 gramos de azúcar y grandes cantidades de potasio, vitamina B, ácido cítrico y ácido málico). También contiene vitamina B1, que combate la pérdida de apetito, la fatiga y el nerviosismo, y vitamina B2, que ayuda a la digestión, protege las membranas mucosas de la boca y el intestino y fortalece el cabello y las uñas.

Comer verduras le ayuda a perder peso.

Las verduras ayudan a reducir el tamaño. Esto está confirmado por estudios recientes realizados por la Universidad de Otago (Nueva Zelanda) y recientemente publicados en el Journal of the American College of Nutrition. Los frijoles, guisantes, garbanzos, mantienen muchos efectos beneficiosos en sus vainas.

El efecto adelgazante de las legumbres se basa en su capacidad de aumentar la sensación de saciedad - todo el mérito es de la fibra. Aunque estas sustancias no son muy importantes en relación con la energía proporcionada (sólo 2 calorías por gramo), incluirlas en la dieta diaria es adecuado para la salud, mejora la función intestinal y promueve la sensación de tener el estómago lleno.

Las legumbres pueden ser llevadas a la mesa como una alternativa a la carne, ya que son una excelente fuente de proteínas. Sin embargo, desafortunadamente, son deficientes en ciertos aminoácidos que están más presentes en otros alimentos de origen vegetal, como el trigo, el arroz y el maíz; por eso se suele decir que las combinaciones de legumbres y cereales (como la pasta y los frijoles, el arroz y los guisantes, o la pasta y los garbanzos, por ejemplo) son platos únicos y perfectos: combinan los aminoácidos de los primeros con los de los segundos, creando una mezcla de proteínas de excelente calidad.

Como todos los alimentos, las verduras, si se consumen en cantidades excesivas, pueden contribuir al sobrepeso. Esto es especialmente cierto cuando se toma en forma de harina, masa de pan o pasta mezclada, o en forma de otros derivados como el tofu. Las legumbres en caldo se toman más raramente en exceso, lo que hace que las recetas sean bajas en calorías y muy satisfactorias.

¿Por qué es mejor elegir cereales integrales?

Los nutrientes de los alimentos integrales ayudan a nuestros cuerpos a realizar funciones esenciales, proporcionando muchos beneficios. En primer lugar, gracias a la fibra, mejoran la digestión y el buen funcionamiento del tracto intestinal. Las vitaminas y los antioxidantes apoyan el sistema inmunológico y retrasan el proceso asociado con el envejecimiento celular; los almidones bajo control de fibra tienen menos impacto en la glucosa y la insulina en la sangre, ayudando en el manejo de todas las condiciones asociadas con la diabetes o una respuesta alterada a los carbohidratos. El consumo regular de alimentos enteros es generalmente esencial para todos en la prevención de ciertos tipos de enfermedades como la diabetes, el estreñimiento y diversos trastornos gastrointestinales.

La palabra integral tiende a asociarse con la idea de delgadez, pero su verdadero significado es exactamente el opuesto, que es rico, completo. El trigo, como todos los demás granos, se deteriora rápidamente cuando se expone a la luz y al aire. Así, para aumentar la vida útil de los alimentos, se pensó en eliminar mecánicamente las partes más viables y oxidables del grano: la cáscara y el germen. El germen suele ser el primero en ser eliminado porque es rico en grasas que aceleran el proceso de enranciamiento. El salvado, por el contrario, se separa por su sabor ligeramente demasiado picante, pero en realidad es la parte que contiene más fibra, minerales y vitaminas. Sin mencionar el blanqueo, un proceso que libera residuos químicos en el molino que son perjudiciales para la salud.

Por lo tanto, los cereales son granos enteros, siempre y cuando no hayan sido sometidos a procesos de refinación. Y la harina sólo se llena cuando contiene tanto brotes como salvado. La fibra insoluble es beneficiosa en la lucha contra el colesterol alto, ya que puede reducir significativamente la absorción del colesterol dietético en el intestino.

¿Por qué beber té verde?

Los beneficios para la salud humana que pueden resultar de beber té verde son numerosos. El té verde ha sido, y sigue siendo, objeto de varios estudios destinados a comprender mejor su posible función curativa.

Los brotes de las hojas de té verde y las hojas jóvenes contienen el mayor porcentaje de principios antioxidantes que se encuentran en la naturaleza, útiles para contrarrestar la formación de radicales libres, responsables del envejecimiento celular. Los polifenoles presentes son antirradicales libres, incluso más potentes que las vitaminas C y E.

Entre los principios activos que confieren a la planta propiedades antimutágenas y anticancerígenas, el más importante es el galato de epigalocatequina (EGCG), ya que inhibe el crecimiento y la proliferación de las células cancerígenas.

Otra propiedad interesante atribuida al té verde es la pérdida de peso, debido a que las metilxantinas (cafeína, teobromina, teofilina) tienen un efecto sobre el metabolismo. Tienen una acción hipoglucemiante, porque reducen la absorción de azúcares, y una acción lipolítica, porque promueven la eliminación de la grasa de los adipocitos, por estimulación enzimática. Por lo tanto, estas sustancias favorecen la pérdida de peso al facilitar la movilización de las grasas localizadas en el tejido adiposo y su eliminación con fines energéticos.

Esta acción desintoxicante se lleva a cabo mediante la diuresis: favoreciendo, como hemos dicho, la eliminación de grasas y azúcares a través del drenaje de líquidos, el aporte de la planta está indicado en casos de retención de agua, celulitis e infecciones urinarias como la cistitis. Se ha publicado un estudio en el American Journal of Clinical Nutrition que indica que una taza de té verde al día aumenta la densidad ósea en las mujeres posmenopáusicas debido a su poderosa acción remineralizadora, que promueve el metabolismo de los huesos y los tejidos. Además, el alto porcentaje de flúor ayuda a la mineralización del esqueleto y del esmalte dental (anticaries).

El té verde acelera el metabolismo de las grasas y los azúcares, facilita la reducción del peso corporal y promueve la diuresis, siendo útil en casos de retención de agua, celulitis e infecciones del tracto urinario.

El té verde contiene cafeína y altas dosis y por lo tanto puede causar ansiedad y nerviosismo, náuseas y vómitos. Por todas estas razones, el consumo controlado es esencial. No lo beba después de los 18 años para evitar el insomnio.

¿Cuales son los alimentos ricos en fibra y por qué debemos comerlos? (Extracto del sitio web de Inran)

Los alimentos ricos en fibra pueden ser un excelente aliado para nuestro bienestar. Gracias al efecto protector y beneficioso que pueden tener en el cuerpo. Se pueden obtener muchos beneficios de una dieta alta en fibra. En primer lugar, como también se ha anunciado varias veces en los anuncios comerciales, la fibra tiene excelentes efectos sobre el tracto intestinal y gástrico, favoreciendo el arrastre de los alimentos, con una reducción de las fermentaciones (y gases) indeseables y una ralentización del tiempo de tránsito gástrico, con una disminución de la tasa de absorción de los azúcares tomados junto con la fibra. También aumentan la masa fecal, lo que facilita las funciones de eliminación.

Entre los otros beneficios más importantes se encuentran el aumento de la saciedad de los alimentos, la reducción de los niveles de colesterol y la disminución de las sustancias cancerígenas y mutagénicas en el tracto intestinal. Como si esto no fuera suficiente para guiarle hacia un mayor consumo de fibra, también señalamos los efectos positivos en términos de enriquecimiento de la flora intestinal con microorganismos útiles y fortalecimiento de la pared de todo el tracto digestivo, con la prevención de la diverticulosis.

Por ejemplo, el salvado de avena no se utiliza en la panadería porque no tiene gluten, pero sus valores nutricionales son a menudo muy altos, comparables a los del trigo.

Este alimento contiene cantidades muy altas de fibra y una gran cantidad de ácidos grasos poliinsaturados, así como un excelente suministro de niacina y magnesio. En términos de macronutrientes, el salvado de avena es más alto tanto en grasa como en proteína que el salvado de trigo, y también hay cantidades significativas de ácidos grasos saturados y monoinsaturados, mientras que para los poliinsaturados, los ácidos grasos están presentes en la misma cantidad en ambas porciones de cereal.

Los carbohidratos en el salvado de avena son en cantidades mucho menores que en el salvado de trigo. El consumo regular de salvado de avena promueve la absorción de grasas y por lo tanto reduce los valores de colesterol en la sangre.

Como se mencionó anteriormente, ayuda a promover el tránsito intestinal al formar heces blandas y fácilmente transpirables.

Debido al bajo índice glucémico, tome salvado al menos dos veces por semana para contrarrestar la formación de insulina después de las comidas.

Verduras para perder peso rápidamente.

Las verduras son una parte esencial de la dieta o del mantenimiento. Sin embargo, algunas verduras permiten perder peso más rápidamente, gracias a sus propiedades de drenaje o de quema de grasas. Descubra cuáles son las principales verduras adelgazantes que debe incluir en su menú diario.

1-Consejo: Las verduras de hoja verde y la lechuga, en particular, son alimentos ricos en vitaminas y minerales, incluyendo el magnesio. Contienen fibra y son de relleno. La lechuga tiene efectos relajantes que son útiles en caso de ansiedad, especialmente si se debe a una dieta de pérdida de peso; contiene 17 calorías por cada 100 gramos; la lechuga tiene una molécula especial, la glucocina, que hace que este alimento sea particularmente adecuado para los diabéticos porque tiene un efecto hipoglucémico (reduce los niveles de glucosa en la sangre).

El extracto de lechuga mostró un control considerable sobre la muerte neuronal debido a su papel en la inanición de glucosa (suero) (GSD). La investigación también mencionó que la lechuga podría ser utilizada como un remedio para las enfermedades neurodegenerativas. Uno de los principales usos tradicionales de la lechuga en el sistema médico húngaro era inducir el sueño.

El aislamiento de un agente químico particular a partir de un extracto de lechuga mostró que cuando se utiliza en los cuyes, tiene efectos sedantes. También se observó una disminución de la frecuencia cardíaca y de las contracciones ventriculares.

2- Cebolla: La cebolla es una gran opción para incluir en las comidas si se quiere perder peso. Ayuda a eliminar los líquidos, previene el estreñimiento y controla los niveles de azúcar en la sangre. Útil para quienes sufren de retención de agua o para purificar los riñones. También es rico en vitaminas A, C, E y B, así como en potasio, calcio y sodio, y es esencial debido a su alto contenido en sustancias fitoestrógenas y cannabinoides, que promueven la diuresis y, por tanto, la eliminación del estancamiento de líquidos.

3. Pepinos; es una verdura con un alto contenido de agua y bajo contenido calórico: ideal para la saciedad y perfecto para añadir a las ensaladas, pero también como ingrediente de batidos y extractos,

como refrescante y diurético. El ácido tartárico contenido en la pulpa ayuda a bloquear la transformación de los hidratos de carbono en grasa. La celulosa presente promueve el tránsito intestinal y elimina las toxinas, a la vez que reduce el colesterol. Contiene 15 calorías por cada 100 gramos.

4. Hinojo

Con sólo 9 calorías por cada 100 gramos, el hinojo es un bocadillo crujiente y sabroso, perfecto para añadir a las ensaladas. Contienen mucha vitamina C y calcio y sólo un 1% de azúcar.

Las vitaminas se vuelven esenciales para proteger el cuerpo; la vitamina A mantiene la piel sana y regula el funcionamiento de la retina y la visión; la vitamina B, es necesaria para el buen funcionamiento de los sistemas nervioso y cardiovascular, y la vitamina C, fortalece el sistema inmunológico y desempeña un eficaz papel antioxidante. El excelente contenido de fitoestrógenos hace del hinojo un excelente equilibrio natural de los niveles hormonales femeninos, por lo que es especialmente útil para estimular la producción de leche en las mujeres que tienen dificultades para la lactancia, para reducir los trastornos que preceden al ciclo menstrual y para aliviar los síntomas de la menopausia.

Comer hinojo ayuda a reducir el índice glucémico de los alimentos con un alto contenido de azúcar tomados en la misma comida. Al tener un alto poder de saciedad, esta verdura calma el deseo de lo dulce y lo salado. Promueve la purificación y regula el intestino desinflando el estómago.

5- Calabacín

El calabacín es originario del continente americano y actualmente se cultiva en todo el mundo. Su época de cosecha coincide con la primavera, aunque ahora, gracias a los invernaderos y a las importaciones, están presentes en el mercado durante todo el año.

La presencia de fibra ayuda a expulsar el exceso de colesterol malo. Según los estudios, la pectina es el principal tipo de fibra que tiene propiedades útiles para reducir el colesterol. Comer calabacines es por lo tanto un excelente método para prevenir la formación de la peligrosa placa en las arterias.

Otros estudios confirman las propiedades reductoras del colesterol LDL de la fibra en la dieta. La fibra soluble puede interferir con la absorción del colesterol malo.

Estos son alimentos muy bajos en calorías, por lo que a menudo se basan en su dieta. La presencia de fibra aumenta la sensación de saciedad y evita el consumo de otros alimentos a corto plazo.

Es una verdura de bajo índice glucémico y rica en agua, lo que ayuda a aumentar la sensación de saciedad. Los estudios sugieren que comer frutas y verduras y alimentos bajos en grasa es útil para la pérdida y el mantenimiento del peso.

6- Espinacas

Las espinacas contienen hierro, pero es un error creer que proporcionan una gran cantidad de hierro al cuerpo. Para facilitar la absorción de este mineral, se aconseja consumir espinacas condimentadas con limón; la vitamina C contenida en los cítricos ayuda a absorber el hierro. Las espinacas son ricas en vitamina A y ácido fólico. También es rico en nitrato, una sustancia que ha sido objeto de investigaciones recientes, ya que parece ayudar a aumentar la fuerza muscular. Son útiles en casos de estreñimiento.

La espinaca no sólo nos hace más fuertes, sino también más rápidos y más sensibles. Según un estudio reciente, las espinacas nos ayudan a estar más lúcidos y mejoran nuestros reflejos. El mérito es de la tirosina, un aminoácido que permite al cerebro producir dos neurotransmisores clave, como la dopamina y la norepinefrina. La tirosina también se encuentra en otros alimentos, como los frijoles, la soja y las avellanas, así como en algunos alimentos de origen animal.

7- Coliflor

Las coliflores son una fuente de antioxidantes que retrasan el envejecimiento de las células. Son particularmente ricos en glucosinolatos e isotiocianatos. Varios estudios han demostrado su acción antitumoral, en particular para el cáncer de mama, de colon y de próstata. Por lo tanto, es ventajoso introducir la coliflor en su dieta como una regla de alimentación funcional.

Los isotiocianatos, que contienen un átomo de azufre del que procede el desagradable olor de la cocción, facilitan la eliminación de sustancias tóxicas y contribuyen a la apoptosis, es decir, a la muerte programada de las células tumorales. Contiene carotenoides y flavonoides, dos antioxidantes que ayudan a reducir el riesgo de desarrollar enfermedades cardiovasculares. Los primeros ayudan a reducir los niveles de colesterol perjudiciales, disminuyendo así el riesgo de aterosclerosis y enfermedades coronarias. Un estudio publicado en el American Journal of Clinical Nutrition sugiere que una dieta rica en flavonoides podría ayudar a prevenir la enfermedad cardiovascular. La coliflor es baja en calorías: 25 por 100 gramos. Así que puedes comer mucho sin preocuparte. El hecho de tener un alto contenido en fibra nos hace sentir rápidamente llenos. Además, el 92% de su peso es agua.

8- Contiene potasio, fósforo, magnesio y calcio, vitamina C, vitamina K y, en menor cantidad, algunas vitaminas del grupo B y vitamina E. El apio se compone de aproximadamente un 90% de agua, por lo que es diurético y depurativo. Contiene luteína, un antioxidante que protege el cerebro. El apio es también un gran aliado contra la hernia de hiato. El consumo regular de apio es útil para las personas que sufren de hipertensión, ya que puede ayudar a reducir la presión arterial. El jugo de apio, siempre tomado regularmente, puede ayudar a combatir el reumatismo. Es muy bajo en calorías y por lo tanto puede ser una excelente manera de aromatizar salsas y salsas de carne sin aumentar casi el valor calórico.

8. Tomate

Gracias a sus fibras, nutren adecuadamente la flora bacteriana intestinal "buena", promoviendo el equilibrio adecuado de nuestro intestino, que es esencial para mantenerse sano y libre de diversas enfermedades, no sólo cánceres sino también alergias, enfermedades autoinmunes y obesidad. Por lo tanto, el tomate está bien dotado de moléculas bioactivas como los polifenoles antioxidantes, que son valiosos contra el envejecimiento. También es conocido por su contenido de un antioxidante, el licopeno, que lo tiñe de rojo, y se utiliza para el buen funcionamiento del sistema inmunológico y la prevención de tumores.

La vitamina C se absorbe mejor comiendo tomates crudos en lugar de licopeno si están cocidos: la temperatura rompe las paredes celulares, haciéndolas más utilizables. Un valioso consejo: vierta un poco de aceite de oliva virgen extra añadido crudo sobre los tomates cocidos para mantener intactas las propiedades del condimento. La salsa de tomate es un alimento saludable que puede acercarse a una "nutrición adecuada, incluso para los niños". Cada tipo de vegetal es rico en minerales, vitaminas y moléculas bioactivas.

El aceite de oliva y sus beneficios

El aceite de oliva virgen extra no es sólo un condimento, sino un precioso aliado para la salud y la belleza que nunca debe faltar en nuestra mesa. Pero cuidado: aunque es indispensable para una dieta saludable, también es cierto que no se debe abusar o abusar de ella.

El aceite de oliva virgen extra contiene grasas saludables que nos ayudan a mantener nuestras arterias limpias. Además, hace que los alimentos sean más digeribles y también ayuda en los casos de estreñimiento, ya que facilita la eliminación de residuos y el movimiento de las vellosidades intestinales.

Numerosos estudios confirman las virtudes del aceite de oliva: reduce el riesgo de enfermedades cardiovasculares, previene el envejecimiento del cuerpo, combate la aparición de cáncer, previene el asma y la artritis porque reduce la inflamación. Esta mezcla de sustancias beneficiosas para su cuerpo, actuando en sinergia, también tiene el efecto de fortalecer su sistema inmunológico. El aceite de oliva virgen extra también está indicado en periodos de fatiga o de especial estrés, como el cambio de estación, un periodo de exámenes o momentos en los que se agradece un impulso de energía: de hecho, las vitaminas y minerales que contiene lo convierten en un potente tónico.

Las calorías introducidas con el aceite de oliva virgen extra no son pocas, por lo que es necesario hacer un uso inteligente y correcto de las parcelas; sólo los beneficios.

La cantidad recomendada es aproximadamente una cucharada por comida, lo que corresponde a unos 15 gramos. La dosis puede variar según la edad, el sexo y la actividad física. El uso adecuado significa prestar atención no sólo a las cantidades, sino también a su uso en la preparación de los platos.

En su forma cruda, tienen todas las cualidades, no sólo nutricionales sino también organolépticas, como los aromas y las fragancias, pero no tiene sentido ocultar el hecho de que a menudo las utilizamos para cocinar o incluso para freír. Así que veamos qué pasa con el calor de nuestro aceite. Cuando se calienta a altas temperaturas, el aceite de oliva pierde sus propiedades de grasa monoinsaturada.

¿Por qué comer carne blanca?

La carne blanca tiene las ventajas de las proteínas nobles de origen animal, sin las contraindicaciones típicas de la carne roja, que es más grasa, más larga de digerir y una fuente de colesterol.

Para la alimentación, escogerá diferentes tipos de pollo, conejo, pavo, alternando con el pescado. Se excluirán el pato y el ganso que, aunque son aves de corral, forman parte de la carne roja por sus características.

Las carnes blancas satisfacen sin engordar: la relación entre las calorías que aportan (pocas) y la sensación de saciedad que dan es una de las más altas. También proporcionan las mejores proteínas asimiladas; de hecho, las carnes blancas tienen una secuencia de aminoácidos que permite la mejor absorción intestinal. Contienen triptófano, un precursor de los neurotransmisores del bienestar. Mantiene los tejidos firmes incluso durante la pérdida de peso. Rica en proteínas nobles, la carne es valiosa para la sustitución de las proteínas musculares y se utiliza para construir y mantenerlas firmes durante la pérdida de peso.

Es bueno para la renovación de los tejidos y contribuye a la formación de enzimas y anticuerpos. Es fácilmente digerible, gracias al bajo contenido de tejido conjuntivo, grasa y al reducido diámetro de las fibras musculares. Esto permite una rápida acción de los jugos gástricos. Es más fácil perder peso si se digiere mejor.

Otra ventaja de la carne blanca es que toda la grasa que contiene se concentra en la piel y debajo de la piel, donde se separa del resto. Antes de cocinar, retire la grasa visible y quite la piel.

¿Hay algún alimento que se pueda evitar para acelerar el metabolismo?

Sí, estos productos contienen colorantes, conservantes, estabilizadores, aglutinantes, edulcorantes, emulsionantes, reguladores de acidez, etc., así como ciertos métodos de procesamiento. En resumen, el queso para untar es más dañino que una rebanada de camembert.

Una loncha de jamón polifosfato es más dañina que un trozo de carne.

Por ejemplo, los alimentos sujetos a "sofisticación": croquetas, sopas, galletas, cucharas de crema - cualquier cosa que tenga una lista de ingredientes que no se entienda completamente, que consista en abreviaturas, nomenclatura y productos químicos, o todos los alimentos almacenados en plásticos y películas sin BPA, en latas sin recubrimiento, en latas de metal. Pueden contaminar los alimentos con metales pesados, mientras que el BPA es un disruptor endocrino recientemente vinculado a la obesidad.

Alimentos que contienen edulcorantes : Los productos químicos y los productos refinados, aunque no contienen calorías o tienen un índice glucémico más bajo, son incluso peores que el azúcar. Algunos estudios han demostrado que el consumo de edulcorantes artificiales está relacionado con un mayor riesgo de enfermedades metabólicas. Cierto o incluso sin verificar, cuanto más edulcorantes consumimos, más nos acostumbramos a una dulzura excesiva y consistente. Esto recuerda el deseo de azúcar "real".

Otra tendencia que las empresas están explotando para atraer al consumidor es la de los productos de "fibra añadida", es decir, productos con un alto contenido en fibra, tan saludables y dietéticos en comparación con los productos tradicionales. ¿Pero de qué tipo de fibra estamos hablando? También en la mesa, en los casos más afortunados, un porcentaje de inulina, pectina, goma de mascar: el resultado es un producto lleno de fibra que puede dañar las vellosidades intestinales y provocar flatulencias.

Incluso el alcohol es también una increíble e insospechada bomba de calor, incluso trescientas calorías. También hay que recordar que el alcohol (etanol) proporciona 7 calorías por gramo, que se añaden a las que se traen con la comida. Por lo tanto, es aconsejable evitar los licores, que sólo proporcionan calorías vacías "sin ningún beneficio para la salud, especialmente para aquellos que son propensos al sobrepeso o que ya tienen sobrepeso". Es una buena práctica limitar el alcohol a un consumo ocasional y, en cualquier caso, compensar el "exceso de calorías a través de la actividad física". Recuerde que una mujer que pesa 50 kilos corriendo a una velocidad de unos 8 km hoy en día consume, en una hora, unas 400 kcal, la cantidad de calorías que contienen 4 vasos de vino de 125 ml.

Recetas

Tiras de pollo a la parrilla con calabacín y zanahorias

Es un plato de carne simple y rápido de preparar. El pollo, al ser una carne blanca y rica en proteínas, se presta muy bien a segundos platos delicados, nutritivos y equilibrados, perfectos para quienes siguen una dieta sana sin sacrificar el sabor. Las zanahorias y los calabacines combinan perfectamente con los trapos a la parrilla en un plato ligero, definitivamente veraniego porque es fresco y colorido: una receta que destaca por su sencillez.

Ingredientes :

-pechuga de pollo: 100 gramos

-Zanahorias: 70 gramos

-calabacín: 100 gramos

-Aceite de oliva: 1 cuchara

Método de preparación

1-Primero, limpie la pechuga de pollo
quitando los filamentos blancos.

2-Ase, y tan pronto como hierva, coloque
suavemente la carne en la parrilla.

3-Cocine durante 5 minutos de cada lado,
apague el fuego, luego corte el pollo en
tiras y déjelo enfriar.

4- Pele las zanahorias y córtelas, pele los calabacines y córtelos en rodajas;

5- En una sartén antiadherente, añada las zanahorias, sal y cocine por 2/3 minutos. Añada los calabacines y cocine a fuego alto durante 5 minutos.

6- Cuando las verduras estén cocidas, añada el pollo, saltee durante 1 minuto para dar sabor a la carne y añada aceite de oliva. Entonces sirva inmediatamente.

Risotto con calabaza

El risotto de calabaza es una receta sencilla, vegetariana y ligera sin gluten. Por lo tanto, es adecuado para cualquier persona que siga dietas especiales y regímenes especiales, pero también es rápido de preparar y excepcionalmente útil.

Ingredientes :

-Arroz integral: 80 gramos

-Calabaza: 200 gramos

-Caldo

-Aceite de oliva: 1 cuchara

Método de preparación

1- Limpie la calabaza, quite toda la piel y lávela bien. Córtela en pequeños cubos y póngala en una cacerola. Cocine la calabaza durante 5 minutos

2- Añada el arroz y tuéstelo durante unos minutos.

3- En este punto, remoje todo en un cucharón de caldo caliente.

4- Continúe la cocción añadiendo el resto del caldo hirviendo poco a poco. El risotto estará listo después de unos 15 o 20 minutos y debe ser muy suave.

Sopa de lentejas y de escanda

Esta sopa es excelente para esos días fríos de invierno en los que se quiere mimar un poco... ¡muy saludable!

Las lentejas son un producto nutritivo y denso para añadir a su dieta. Las lentejas secas están compuestas por un 8% de agua, 26% de proteínas, 63% de carbohidratos totales y 42-47% de almidón. Están cargadas de minerales y son una fuente particularmente buena de magnesio, calcio, potasio, zinc y fósforo. Su particularidad es que son ricos en aminoácidos esenciales, llamados lisina, que otros cereales no tienen en cantidades suficientes. Sin embargo, también es cierto que carecen de otro aminoácido esencial, el triptófano. Así que asegúrate de conseguir fuentes de carne u otros granos.

Las lentejas ayudan a reducir el colesterol en la sangre porque contienen altos niveles de fibra soluble. La reducción de los niveles de colesterol reduce el riesgo de enfermedades cardíacas y de accidentes cerebrovasculares al mantener las arterias limpias.

Varios estudios han demostrado que el consumo de alimentos ricos en fibra, como las lentejas, reduce el riesgo de enfermedades cardíacas. Las lentejas son también una gran fuente de ácido fólico y

m a g n e s i o ,   c o n t r i b u y e n d o

significativamente a la salud del corazón.

El ácido fólico reduce los niveles de

homocisteína, un factor de riesgo grave

para las enfermedades cardíacas. El

magnesio mejora el flujo sanguíneo, el

oxígeno y los nutrientes en todo el cuerpo.

Los bajos niveles de magnesio se han

asociado directamente con la enfermedad

cardíaca.

Esta receta nació del deseo de algo cálido,

especialmente en estos días de nieve. La

proporción es de 1 a 1: una parte de escanda y una parte de lentejas.

La escanda es un cereal de la familia de las hierbas, contiene gluten, y la harina se puede utilizar para hacer productos de panadería: pan, pizza, etc...

Su valor nutricional es de 340 kcal por cada 100g y también contiene mitonina, un aminoácido esencial que es deficiente en casi todos los demás cereales.

Ingredientes

-Felpa: 40 gramos

-Lentes: 40 gramos

-Aceite e.v.o. 5gr ;

<u>Método de preparación</u>

1. Remoje las lentejas en agua fría
   durante 12 horas y luego escúrralas.

2. Ponga el agua de nuevo en la olla con
   las lentejas y llévela a ebullición;

3. Remoje la escanda y cocínela durante
   unos 35 minutos o hasta que esté
   medio cocida (la escanda tiene su
   propia consistencia semidura, puede
   parecer cruda);

4. Apague y sazone con aceite crudo;

5. ¡Sirva!

***Tardé días en ver una verdadera
pérdida de peso...***

Los días que tardamos en notar un cambio son
7 (mínimo), pero son diferentes de un cuerpo a
otro; a veces nuestro peso está influenciado por
el estrés, el ambiente y la humedad.

No existe un número estándar de kilos que puedan perder quienes siguen esta dieta; de hecho, los efectos positivos deben buscarse en la reducción de la masa grasa más que en la variación de la cifra en la escala. La pérdida de peso es proporcional a la duración del ayuno.

Depende estrictamente de las calorías que se toman en la segunda fase de la dieta, aunque la actividad física también contribuye a ello. La rápida pérdida de peso inicial observada es a menudo agua. A partir de entonces, se estima que se pierde una media de 500g por día de ayuno.

Extracto del sitio de Harvard: Un ensayo controlado aleatorio que siguió a 100 personas obesas durante un año encontró que el ayuno intermitente no es más efectivo que la restricción calórica diaria. 6] Para la fase de pérdida de peso de seis meses, los sujetos ayunaron alternativamente a diario (días alternos de una comida con 25% de calorías esenciales frente a 125% de calorías requeridas divididas en tres comidas) o restricción calórica diaria (75% de calorías esenciales divididas en tres comidas) siguiendo las pautas de la American Heart Association. Después de 6 meses, los niveles de calorías se incrementaron en un 25% en ambos grupos para mantener el peso.

Beneficios

Como se ha mencionado anteriormente, aquellos que interpretan el comportamiento humano a la luz de la evolución argumentan que un estilo de alimentación que alterna periodos de no alimentación con periodos de alimentación libre se asemeja a las condiciones en las que nuestra especie evolucionó. Por lo tanto, sería un estilo que podría adaptarse mejor a los mecanismos fisiológicos desarrollados durante el proceso evolutivo.

El ayuno intermitente permite comer normalmente después de una privación temporal de alimentos. El beneficio para la salud está a nivel celular. Cuando la ingesta calórica es interrumpida por los alimentos, comienza el proceso conocido como autofagia: los "desechos moleculares" acumulados en nuestro cuerpo a lo largo del tiempo son recogidos y reciclados. El japonés Yoshinori Ohsumi recibió el Premio Nobel en 2016 por su trabajo en este mecanismo de células autolimpiantes y autocurativas.

Aunque puede ser difícil adaptarse al cambio inicialmente, a medio y largo plazo, el ayuno intermitente reduce el impacto de la leptina (la hormona de la saciedad) en el cuerpo. Cuando hay demasiada leptina circulando en el cuerpo, por ejemplo cuando comemos regularmente, el cuerpo desarrolla resistencia, lo que significa que ya no reacciona a esta hormona y necesita cada vez más comida. El ayuno reduce el nivel de leptina.

El ayuno intermitente puede producir los mayores beneficios para las personas con sobrepeso. No obstante, las personas que han alcanzado la meseta a través de sus esfuerzos de pérdida de peso pueden descubrir que el ayuno intermitente puede ayudar a impulsar su metabolismo y ayudarles a progresar.

Desde hace años es cada vez más evidente que, combinado con una dieta adecuada, periodos relativamente más largos de ayuno (que las clásicas horas nocturnas), no duele y, al menos, podría ayudar a establecer una deficiencia calórica "sin traumas", que, además de ser reconocido como el primer fármaco para prácticamente todas las enfermedades metabólicas, es también el factor determinante e indispensable para la reducción de peso. Este último, la reducción de peso, es sólo el otro factor importante en la prevención de la enfermedad. Una reducción de sólo el 10% del peso corporal, al menos inicialmente, en los sujetos obesos, o el mantenimiento de un peso apropiado en sujetos con un IMC considerado saludable y una masa grasa aceptable (15% para los hombres, 20 a 25% para las mujeres).

Cada vez hay más pruebas científicas de que el ayuno y el ejercicio son factores de crecimiento que desencadenan la renovación y el rejuvenecimiento del tejido cerebral y muscular. Estos incluyen factores de crecimiento del BDNF y factores musculares del MRF. Son factores de crecimiento que señalan a las células madre del cerebro y a las células musculares satélites para que se desarrollen en nuevas neuronas y células musculares, respectivamente. Curiosamente, el BDNF también se expresa en el sistema neuromuscular, donde protege a las células neuromotoras de la degradación.

La degradación neuromotora es parte del proceso que explica la atrofia muscular relacionada con la edad.

El ayuno intermitente altera el equilibrio hormonal, ayudando al cuerpo a utilizar las reservas de grasa. Específicamente, ayuda... :

-aumentar la sensibilidad a la insulina, especialmente si el ayuno intermitente está asociado con el ejercicio Si tiene niveles bajos de insulina, se queman las grasas naturales; cuando la glucosa se toma con los alimentos, se desencadena un mecanismo que conduce a la liberación de insulina. Esta hormona, producida por las células beta del páncreas, es responsable de transportar la glucosa por medio de los transportadores de GLUT a la célula y a su almacenamiento. La insulina tiene un efecto hipoglucémico al reducir la cantidad de glucosa en la sangre cuando está alta, especialmente después de una comida de carbohidratos, que está entre 80 y 120 mg/dl. Cuando el nivel de glucosa está por encima de este rango, se libera insulina para devolver la glucosa al nivel deseado.

La insulina desempeña un papel esencial en el metabolismo de los lípidos al promover su transformación en grasa, así como la absorción de la glucosa en las células. En presencia de una respuesta de insulina, el cuerpo utiliza principalmente los carbohidratos como sustrato energético, convirtiendo el exceso de carbohidratos en grasa (el exceso de glucosa puede ser transportado y almacenado dentro de los adipocitos, facilitando la acumulación de grasa). Por el contrario, en su ausencia, el cuerpo utiliza principalmente ácidos grasos.

-Su cuerpo utilizará la grasa para obtener energía y aumentar la producción de la hormona de crecimiento, por lo que su masa muscular crecerá más rápidamente. La liberación de GH se debe a la presencia de factores estresantes como el ejercicio excesivo, la hipoglucemia, la restricción de carbohidratos, incluso el ayuno parece causar un aumento de la GH, especialmente en la noche. La GH promueve la síntesis de proteínas, fomentando el transporte de aminoácidos, estimulando la síntesis de ARN y la actividad del ribosoma. La GH también ejerce funciones sobre el metabolismo de los lípidos, promoviendo la reducción de la utilización de los carbohidratos y aumentando la oxidación de los lípidos, lo que promueve la movilización de las grasas. El ayuno intermitente (si se establece correctamente) no causa pérdida de masa muscular y, por el contrario, mejoraría el mantenimiento de los músculos. El pico de GH que se produce durante las horas de ayuno también puede inhibir la pérdida de proteína muscular.

- Aumentar el glucagón (hormona lipolítica): Durante los períodos de ayuno, la insulina tiende a disminuir. En esta fase, sin embargo, otra hormona tiene una función casi opuesta a la de la insulina, a saber, el glucagón.

El glucagón también se produce en el páncreas (a partir de células alfa), pero a diferencia de la insulina, su producción aumenta durante los períodos de ayuno y disminuye después de una comida.

El glucagón ejerce su función en el hígado, lo que resulta en una reducción del glucógeno hepático.

Tiene un efecto hiperglucémico y lipolítico porque cuando los niveles de azúcar en la sangre tienden a bajar (lo cual ocurre durante el ayuno y la actividad física intensa), el glucagón es estimulado para elevar los niveles de azúcar en la sangre y (usando principalmente grasas) para mantener los niveles de glucosa constantes.

-Reducir los triglicéridos, lo que, de forma sencilla, permite definir las formas de acumulación de exceso de energía introducidas con la dieta y el factor de riesgo potencial, así como para las enfermedades cardiovasculares, también para la presencia de insulina y el síndrome metabólico ;

La resistencia a la insulina, en la medicina, significa la baja sensibilidad de las células a la acción de la insulina, que puede conducir a la diabetes mellitus de tipo 2. Las causas pueden ser hormonales (las más comunes), genéticas o farmacológicas. La resistencia a la insulina está estrechamente asociada con la obesidad. Sin embargo, usted puede ser resistente a la insulina sin tener sobrepeso o ser obeso.

La investigación moderna ha demostrado que la resistencia a la insulina puede ser combatida con tratamientos que ayudan a reducir la cantidad de insulina producida por el cuerpo, o mediante la dosificación de la insulina a través de pinchazos bajo la piel.

La reducción de la resistencia a la insulina puede lograrse mediante el uso de dietas bajas en carbohidratos o cetogénicas, incluyendo el ayuno intermitente.

-Mantener sustancialmente el nivel de colesterol HDL, el colesterol "bueno", que según algunos autores, tiene un efecto protector contra las patologías cardíacas y vasculares; el HDL se mide analizando su concentración en el suero sanguíneo. No todas las personas son iguales, y hay diferentes tipos, que varían en forma, tamaño y composición química. Los más eficaces en la "limpieza" de las arterias son lógicamente los más activos en el intercambio de lípidos con las células y otras lipoproteínas.

Cada HDL está compuesto de 80 a 100 proteínas específicas, que le permiten transportar incluso varios cientos de moléculas de grasa a la vez. El "suministro" y "entrega" de grasa se realiza por la interacción de las HDL con las células y otras lipoproteínas.

-Reducir el estado inflamatorio del cuerpo. Esto tiene un efecto beneficioso en muchas enfermedades degenerativas crónicas que se desarrollan en medio de un estado inflamatorio crónico;

-Mejorar la expresión de los genes porque el ayuno parece mejorar la forma en que se expresan los genes. Se ha demostrado que estos cambios en la función protegen contra las enfermedades y promueven la longevidad.

El ayuno promueve la autofagia y mejora la función mitocondrial.

La autofagia es un proceso fisiológico del cuerpo (del griego "comerse a sí mismo", también llamado "autólisis"), que tiene lugar a nivel celular. Está presente en todos los organismos vivos y consiste en un mecanismo que conduce a la destrucción de proteínas o partes de la membrana celular. La autofagia consiste en reemplazar las partes dañadas y enfermas de la célula con nuevos componentes creados por el propio organismo para regenerarse y rejuvenecerse". El cuerpo comienza a mantenerse a sí mismo usando algunas de sus partes envejecidas y así reemplazándolas. La autofagia expresa así dos beneficios en uno: aporta nueva energía al cuerpo y, al mismo tiempo, elimina ciertas partes que ahora son disfuncionales.

-Reducir el estrés oxidativo, el ayuno reduce la acumulación de radicales oxidativos en las células, reduciendo así el daño oxidativo a las proteínas, los lípidos y los ácidos nucleicos celulares asociados con el envejecimiento y la enfermedad. El estado de estrés oxidativo es el resultado de la acción de sustancias químicas inestables y altamente reactivas (radicales libres de oxígeno y nitrógeno, ROS y RNS), pro-oxidantes no prorádicos (como el peróxido de hidrógeno) y radiación ionizante. Si las defensas antioxidantes de la célula y del cuerpo son insuficientes para mantener el estado REDOX en equilibrio y la situación de estrés se prolonga, el exceso de ROS y RNS puede generar cambios significativos que, a largo plazo, se vuelven irreversibles.

-protegiendo su cerebro a través del ayuno estimula la producción de una proteína llamada factor neurotrófico derivado del cerebro (BDNF, por sus siglas en inglés), la cual estimula la liberación de nuevas células cerebrales y muchos otros compuestos que lo protegen de las enfermedades de Parkinson y Alzheimer.

-mejorar las habilidades cognitivas y la memoria ;

-aumentar la resistencia a la fatiga y aumentar la energía física y mental;

-El ayuno disminuye la concentración de la hormona tiroidea T3, mientras que los niveles de tiroxina (T4) y T4 libre permanecen iguales o disminuyen sólo ligeramente. Además, la hormona estimulante de la tiroides (TSH) no aumenta.

El carácter intermitente de la técnica de ayuno asegura que nuestro metabolismo se encuentre siempre en un nivel óptimo, lo cual es un cierto sentido que aún se toma por sorpresa.

Otro efecto curioso del ayuno intermitente es la mejora de los síntomas del asma:

La restricción calórica diaria alternativa mejora los resultados clínicos y reduce los marcadores del estrés oxidativo y la inflamación en los adultos con sobrepeso y asma moderada.

Asesoramiento y publicidad

Es esencial ayunar en un momento en el que se pueda descansar sin estrés y beber mucha agua. Además, las comidas deben ser programadas para aprovechar al máximo nuestras actividades y nunca ser una limitación a nuestros compromisos. Hable con su médico antes de realizar la prueba de ayuno intermitente.

Otra desventaja es el hambre durante la fase de ayuno, especialmente durante las primeras semanas. Uno aprende rápidamente que el hambre va y viene, pero necesita un período de ajuste antes de que su cuerpo se acostumbre a la nueva dieta. Después de unas tres semanas, el hambre de la mañana casi desapareció en mi caso, y no tuve problemas ni siquiera cuando tuve que desayunar más tarde de lo previsto. Sin embargo, por la mañana tiendo a tener un poco menos de energía que por la noche.

El ayuno intermitente, en todas sus formas, debe ser abordado con mayor precaución por las mujeres que, debido al diferente perfil de las hormonas sexuales, tienden a reaccionar negativamente a la restricción calórica excesiva y a una gran reducción de la grasa corporal. En tales casos, se requiere precaución y se debe tener cuidado de no reducir la ingesta calórica a pesar de un ayuno excesivo.

En ciertos períodos fisiológicos, no se recomienda el ayuno intermitente, como durante el embarazo, la lactancia, la infancia y la pubertad. Tampoco es apropiado en el caso de intento de embarazo.

Algunas categorías especiales deben evitar el ayuno intermitente si usted lo sufre:

-Hipoglucemia; La hipoglucemia es la caída rápida de los niveles de azúcar en la sangre por debajo de lo normal y es la complicación aguda más común de la diabetes. La hipoglucemia es más común entre las comidas y en la noche.

Las causas pueden ser la falta de seguimiento del tipo y el momento de la dieta, la actividad física no programada, la insulina o la hipoglucemia oral excesiva.

-Diabetes; La diabetes es una enfermedad crónica en la cual hay un incremento en el azúcar o glucosa en la sangre. Esta condición puede deberse a la reducción de la producción de insulina, que es responsable de la conversión de energía de los alimentos, o en otros casos, a la incapacidad o la reducción de la capacidad del cuerpo para utilizar adecuadamente la insulina. Si los altos niveles de glucosa no se corrigen adecuadamente, las complicaciones de la diabetes pueden volverse crónicas, con daño al corazón y las arterias, los riñones y los ojos, y el sistema nervioso periférico. La coexistencia con la diabetes no es imposible, pero es esencial para prevenir las complicaciones resultantes del aumento o la disminución de los niveles de azúcar en la sangre. Mantener la estabilidad y los valores normales es el comportamiento necesario a adoptar desde la aparición de la enfermedad. Y se vuelve crucial saber qué causa un aumento o una disminución de los niveles de azúcar en la sangre en los hábitos alimenticios diarios.

-Estrés crónico; El estrés es un estado de disfunción y alteración del equilibrio psicológico del cuerpo, que puede convertirse en crónico y agotar al individuo, por ejemplo, haciendo que pierda la capacidad de desarrollar respuestas y comportamientos adaptados a las necesidades externas reales. Pero el estrés no es necesariamente un factor negativo; por el contrario, si se gestiona correctamente, puede ser una fuente de vitalidad y de tensión positiva hacia el logro de la propia realización y bienestar.

Una vez que es crónico, el estrés se vuelve muy dañino, ya que obliga al cuerpo a una situación de tensión constante y de alarma, incluso cuando no es necesario, lo cual es perjudicial para su energía y su salud. Es un hecho que el estrés produce cambios en todos los órganos, mediado por el sistema nervioso vegetativo, el sistema endocrino y el sistema inmunológico, a través de un complejo conjunto de mecanismos de ajuste.

-Desequilibrio del cortisol; el cortisol también es llamado la hormona del estrés porque es producido por el cuerpo en condiciones de estrés, reconocido por el cuerpo como un desorden de homeostasis (equilibrio celular con el medio ambiente). El organismo considera como factor de estrés cualquier evento que pueda perturbar la homeostasis celular u orgánica. La sobreproducción de cortisol crea inicialmente un efecto "tóxico" porque la hormona se opone al funcionamiento de las células cerebrales después de un buen estado de ánimo, destruyéndolas. Sin embargo, en una segunda fase, cuando se produce un mecanismo natural de autoprotección contra el cortisol en el cerebro, si se reduce repentinamente de forma drástica, se crearía una deficiencia de cortisol en las células cerebrales, lo que provocaría problemas psicológicos y de memoria.

Si usted tiene un historial de trastornos alimenticios, no se recomienda el ayuno intermitente. Las personas que están muy por debajo del peso normal o que actualmente sufren de bulimia o anorexia deben evitar el SÍ o hablar primero con su médico.

El hambre y la adaptación a una nueva rutina serán los principales efectos secundarios de un protocolo de FI. Al principio, es posible que

sienta algo de "fatiga o frustración mental",
pero esto debería desaparecer a medida que se
acostumbre a la nueva rutina.

Trastornos como:

-Trastornos del sueño (especialmente
insomnio);

-Trastornos del ciclo menstrual (también
cuando se toman anticonceptivos orales)

-... aumento de la irritabilidad y/o ansiedad ;

-Fatiga física y mental;

-una tendencia a comer en exceso o a comer en
exceso después de un día o un período de
ayuno; -...

-aumentando el hambre de forma crónica, especialmente en el caso de los alimentos salados ;

-Disminución de la libido;

-Secado de la boca y/o los ojos;

-Los síntomas sugieren un desequilibrio de cortisol y/o glucosa en la sangre.

En caso de estar afectado, debe detenerse inmediatamente y consultar a un médico.

Conclusión

Si ha decidido probar el ayuno intermitente, aquí tiene tres consejos generales:

Recuerde que la cantidad y calidad de los alimentos que comemos es importante para nuestra salud. El ayuno intermitente no debe ser alternado con una dieta incorrecta. Es esencial registrar su estado emocional y físico durante el ayuno, para determinar cuándo es necesario detenerlo. De esta manera, también mejora el nivel de conciencia de los efectos que los alimentos pueden tener en el cuerpo y la mente, un aspecto fundamental de una dieta saludable.

Si se quiere hacer un trabajo de calidad en el cuerpo, no se puede ignorar el ejercicio; probablemente también implica un cambio en el estilo de vida, que es la verdadera clave del éxito, y el mantenimiento a largo plazo de los resultados obtenidos.

Al principio será difícil. Sin embargo, nuestro cuerpo tiene una gran capacidad de adaptación y después de los primeros días, la continuación será probablemente mucho menos dramática. Incluso las capacidades cognitivas, el estado de ánimo, la calidad del sueño y la actividad, en general, no se ven tan afectados por el ayuno como tendemos a pensar. Todo esto demuestra que la clave para leer la incomodidad inicial es el hábito. Por lo tanto, tanto si se trata de una

Es esencial destacar que después de alcanzar el peso deseado, es necesario parar y adoptar una dieta saludable. El objetivo principal de cualquier dieta para perder peso es también mantener un estilo de vida saludable y activo, incluso después de haber alcanzado el peso deseado, y no arriesgarse a acumular grasa de nuevo. Una vez más, reiteramos la importancia de considerar este libro como una colección de información que no debe reemplazar el consejo de un médico. Las decisiones que tomes cada día afectarán a nuestro futuro. En el caso de la comida, por ejemplo, los buenos modales comienzan en la mesa. La educación debe enseñarse desde la infancia para evitar un enfoque equivocado de la alimentación.

PALABRAS FINALES

Gracias de nuevo por comprar este libro. Esperamos que el libro haya sido de su agrado y tan completo como sea posible. El campo de la nutrición y la biología relacionada con la alimentación y cómo afecta al cuerpo en su conjunto es muy amplio. También esperamos que haya comprendido los principios básicos del ayuno intermitente 16:8, cómo funciona, qué comer, qué hormonas afecta y cómo funciona, sus ventajas y desventajas.

El siguiente paso es suscribirse a nuestro boletín electrónico para recibir información sobre nuevos productos o promociones. Puede inscribirse gratuitamente y como bonus recibirá también nuestro libro "7 errores de ejercicio que no sabe qué está cometiendo""! Este libro de bonificación presenta los errores más comunes de la aptitud física y desmitificará las muchas complejidades y la ciencia de la aptitud física. Poner todo este conocimiento y ciencia en un libro de acción te ayudará a tomar la dirección correcta en su viaje de preparación física. Para suscribirse a nuestro boletín electrónico y obtener su libro gratis, por favor visite el enlace y regístrese: www.effingopublishing.com/gift.

Por último, si le ha gustado este libro, nos gustaría pedirle un favor, ¿sería tan amable de dejarnos una reseña de este libro? Eso sería muy apreciado. Gracias y buena suerte con su viaje.

A partir de ese momento, cada vez más gente vino a vernos, y eso nos hizo darnos cuenta, después de tanto leer y estudiar en este campo, que nos ayudó, pero que también nos permitió ayudar a los demás. Hasta ahora, hemos entrenado y capacitado a muchos clientes con resultados bastante sorprendentes.

Hoy en día, somos dueños y operamos esta editorial, donde llamamos a escritores apasionados y expertos para que escriban sobre temas de salud y fitness. También tenemos una empresa de fitness online y nos gustaría ponernos en contacto con usted invitándole a visitar el sitio web en la página siguiente y a registrarse en nuestro boletín electrónico (incluso recibirá un libro gratis).

Por último, si se encuentra en la situación en la que hemos estado en el pasado y desea alguna orientación, no dude en preguntar - ¡estarémos aquí para ayudarle!

Sus entrenadores,

Alex y George Kaplo

Descargue otro libro gratis

Queremos agradecerle la compra de este libro y ofrecerle otro libro, "Errores en la salud y el acondicionamiento físico que no sabe que está cometiendo", completamente gratuito.

Visite el siguiente enlace para registrarse y recibirlo:

www.effingopublishing.com/gift

En este libro, analizaremos los errores más comunes que probablemente esté cometiendo en este momento en lo que respecta a la salud y el acondicionamiento físico, y revelaremos cómo puede volver rápidamente a estar en la mejor forma de su vida.

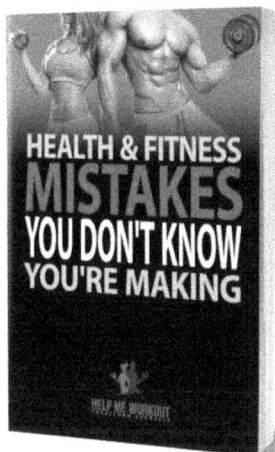

Además de este valioso regalo, también tendrá la oportunidad de obtener nuestros nuevos libros de forma gratuita, participar en sorteos y recibir otros correos electrónicos útiles de nuestra parte. Una vez más, visite el enlace para registrarse:

www.effingopublishing.com/gift

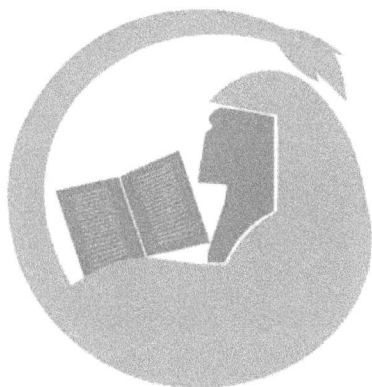

EFFINGO
Publishing

Para más libros, visite:

EffingoPublishing.com